ESSAI

N° 68.

SUR

LA DYSENTERIE DES PAYS CHAUDS.

CHOIX DE L'AUTEUR.

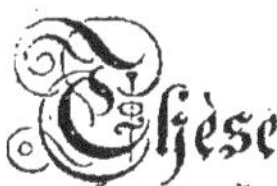

Thèse

PRÉSENTÉE ET PUBLIQUEMENT SOUTENUE
à la Faculté de Médecine de Montpellier, le 19 Juillet 1843;

PAR

F.-FRÉDÉRIC-GUILLAUME DE BOSSY,
de Paris (Seine);

Docteur en médecine et en chirurgie des Facultés de Londres, ex-Médecin en chef des Hôpitaux de l'Ile-de-France, Membre de l'institution pour la propagation de la vaccine, de la Société royale de médecine, des Sociétés médicales Huntérienne et Linnéenne de Londres, de la Société Asiatique de Bengale, etc., etc.

POUR OBTENIR LE GRADE DE DOCTEUR EN MÉDECINE DE LA FACULTÉ DE MONTPELLIER.

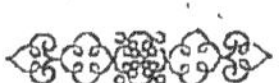

MONTPELLIER,
IMPRIMERIE DE VEUVE RICARD, NÉE GRAND, PLACE D'ENCIVADE, N° 3.

1843.

A

ANTOINETTE DE BOSSY,

MON ÉPOUSE CHÉRIE.

A MES ENFANTS.

Dévouement sans bornes.

F.-G. DE BOSSY.

ESSAI

SUR LA

DYSENTERIE DES PAYS CHAUDS.

Il n'est pas de personne qui, en séjournant pendant un certain temps dans les pays chauds, n'ait remarqué la fréquence et la gravité extrêmes de la dysenterie. Exerçant nous-même la médecine dans les colonies, nous avons eu des occasions on ne peut plus nombreuses d'observer cette cruelle maladie sous toutes les formes, chez les hommes indigènes et sur les étrangers. Il nous a été bientôt aisé de nous convaincre que la dysenterie est le plus terrible fléau de ces contrées chaudes, soit par la quantité des individus qu'elle attaque, soit par l'énergie avec laquelle elle se déploie, soit enfin par l'impuissance généralement avouée de la thérapeutique. Toutefois, la pratique des médecins anglais nous offrit une méthode de traitement et des remèdes dont le succès prompt nous étonna autant que la presque infaillibilité de leur action.

De retour en France, après vingt ans de la pratique la plus étendue dans les colonies, et obligé de nouveau d'obtenir un grade que la Faculté de Londres nous avait accordé, sous le patronage de Sir A. Cooper, notre illustre maître, nous avons pensé ne pouvoir mieux remplir notre dernier acte probatoire qu'en consignant dans ce travail le fruit de nos observations sur une maladie si rebelle encore en Europe, et dont nous avons la conviction de triompher le plus souvent d'une manière presque infaillible. Ce sera, nous ne saurions en douter, rendre un véritable service à notre art, que de publier les effets merveilleux obtenus dans les pays chauds, contre la dysenterie, à la faveur de remèdes dont M. Segond seul a donné une imparfaite connaissance en Europe, et que nous avons vu employer, et que nous avons employés nous-même, il y a déjà longues années. Ce n'est pas seulement touchant le traitement de cette affection morbide, que la science médicale nous a paru peu avancée sur le continent, mais encore sur l'appréciation des causes, sur la valeur des symptômes, enfin sur l'importance des altérations intestinales. Nous serons donc obligé de traiter, selon la formule usitée, des causes de la dysenterie, de ses symptômes et de son traitement : abordons promptement notre sujet.

CHAPITRE PREMIER.

DES CAUSES DE LA DYSENTERIE DANS LES PAYS CHAUDS.

Avant de traiter d'un objet quelconque, il est nécessaire de dire ce dont il s'agit, d'en donner une idée, une définition. Deux théories principales sont en présence pour indiquer ce qu'est la dysenterie : « La dysenterie n'est qu'une des formes de l'*entérite*, avancent les auteurs du dictionnaire abrégé des sciences médicales ; nous nous bornons à dire, ajoutent-ils, qu'elle dépend constamment d'une véritable inflammation de la membrane muqueuse intestinale, et notamment de celle qui revêt le colon, c'est-à-dire de la portion moyenne du gros intestin, et, par conséquent, que le traitement antiphlogistique est le seul qu'il convient de diriger contre elle. » Que d'erreurs accumulées en ce peu de lignes! Nous ferons remarquer seulement ici que ce n'est pas là donner une définition de la dysenterie, puisque ce passage contient aussi bien toutes les formes de l'inflammation intestinale, soit que la phlogose existe comme cause première, soit qu'elle dépende elle-même d'une source différente.

Le défaut que nous signalons ici est, du reste, presque toujours attaché à la nomenclature organique, à celle surtout qui réduit toutes les affections morbides à deux sortes. Mais la plupart des altérations organiques pouvant résulter d'états pathologiques divers, il est bien préférable de définir les maladies par leurs caractères les plus constants et les plus tranchés. Aussi croyons-nous rationnel d'adopter la manière d'agir de l'illustre nosologiste de Montpellier. « La dysenterie, dit le professeur Sauvages (nosolog. méthod., tom. VIII, pag. 166,), est un flux de ventre fréquent et sanguinolent, accompagné de douleurs et de tranchées, dans lequel les malades rendent des mucosités ou des glaires blanchâtres. » Cet aperçu de la dysenterie est bien plus pratique, bien plus à l'abri des erreurs des systèmes que celui dont nous avons parlé précédemment. De même, les noms de *dysenterie*, de *flux de sang*, de *tormina*, etc., sont bien plus convenables que celui d'*entérite* ou de *colite* : nous aurons lieu, du reste, à revenir sur cet objet.

Parmi les causes qui favorisent ou déterminent même l'apparition de la dysenterie, nous signalerons d'abord l'influence de l'atmosphère. Lorsque la température change brusquement, comme on le remarque dans les colonies, où les jours sont fort chauds et les nuits très-fraîches, il n'est pas rare d'observer des affections dysentériques chez les sujets qui ne prennent aucune précaution pour se garantir de cette variation trop brusque et trop forte. Nous avons remarqué que cette différence des jours et des nuits dans les colonies, constituait une des principales causes de la dysenterie : nous avons pu nous en convaincre surtout chez les nègres, habitués à prendre peu de soin de leur santé. Toute autre circonstance capable de produire cette variation de température agit à peu près de la même manière : ainsi, lorsque des personnes soumises à la pluie ou à une rosée abondante, n'ont pas le soin de changer leurs vêtements humides, l'évaporation du liquide amène une réfrigération considérable dont la dysenterie est souvent la conséquence. C'est de cette manière que nous expliquons la dysenterie qui frappa un corps d'armée française qui avait essuyé une pluie abondante pendant la bataille de Dettingue, tandis que cette maladie épargna un corps d'armée qui, placé à distance, n'avait pas éprouvé cet accident.

« Cette maladie commence presque toujours à l'entrée de l'automne, dit Sydenham (méd. prat., pag. 106, édit. encycl.), et elle disparaît d'ordinaire aux approches de l'hiver; mais lorsque la constitution de l'air la favorise et la rend épidémique, elle peut attaquer quelques personnes dans tout autre temps, et même en attaquer un assez grand nombre vers le commencement du printemps, et peut-être encore plus tôt; savoir : lorsque le froid n'est pas long et que la chaleur vient de bonne heure. » Ce passage brusque d'une température est encore mieux indiqué par l'Hippocrate anglais, quand il décrit la constitution de l'année dans laquelle la dysenterie se montra sur un grand nombre de personnes. « Après un hiver très-froid, dit-il (*ibid.*, constitution des années 1665, 1666), et une gelée sèche qui dura sans interruption jusqu'au printemps, le dégel vint tout d'un coup, et aussitôt on vit se manifester, etc. » Toutefois nous n'accordons pas à cette variation brusque de température une importance exclusive; nous croyons que, si elle amène une si grande quantité de maladies, c'est qu'elle s'allie à l'action puissante du climat dont nous parlerons bientôt.

L'usage des fruits verts, peu mûrs, ou en grande quantité, nous a paru avoir une influence considérable sur la production de la dysenterie : nous avons remarqué que les bananes, les ananas, et tous les fruits qui abondent aux colonies, entraînent le développement de cette maladie, surtout chez les sujets peu aisés, portés toujours à abuser de tout ce qui peut se présenter. Nous pourrions rapporter ici nombre de malades traités par nous à l'hôpital civil et militaire de l'Ile-de-France, qui avaient été atteints du *flux de sang*, principalement par l'emploi immodéré des fruits non parvenus encore à une parfaite maturité. On sait d'ailleurs que ce fut là une des causes majeures de la dysenterie qui décima l'armée de Brunswick, lorsque, en 1792, il envahit la Champagne. Peu habitués à l'usage du vin et de la vigne, ces hommes du nord se jetèrent sur les raisins encore verts, et ne tardèrent pas à éprouver les terribles suites de leur imprudence. Ce fut, dit-on, à cette même cause que l'on dut rapporter la dysenterie dont furent atteints les soldats français qui, en 1830, traversaient la Provence pour se rendre en Afrique. Cette circonstance étiologique nous amène à l'influence des abus du régime, composé d'ailleurs d'aliments sains et convenables. Les excès de ce genre ne sont pas indifférents dans la production de la dysenterie, surtout chez les individus faibles ou valétudinaires. Les personnes nouvellement arrivées dans les pays chauds, éprouvent un effet énervant de la part du climat, et alors elles sont portées à l'usage des boissons alcooliques. Les excès de ce genre sont malheureusement trop fréquents dans les colonies; aussi n'est-il pas rare d'observer la dysenterie parmi les troupes. « Il convient donc, écrit avec justesse le docteur F. Lafosse (avis aux habitants des colonies, 1787, p. 140), que l'Européen s'abstienne de toute espèce de liqueurs fortes, qu'il n'use qu'avec beaucoup de modération des boissons spiritueuses et fermentées, et même qu'il s'en prive entièrement à la première époque de son séjour, si l'habitude n'en a pas rendu l'usage absolument nécessaire. »

Pringle (maladies des armées) parle d'un cas où la dysenterie paraissait dépendre de l'odeur du sang putréfié; selon Desgenettes, les émanations dégagées d'un cerf en putréfaction produisirent la même maladie chez un certain nombre de personnes; on a rapporté encore certains faits où les miasmes divers avaient engendré la dysenterie. Nous n'avons jamais pu nous rendre à de telles opinions; nous avons observé l'action des miasmes des marais, des endroits d'équarrissage, des boyauderies, des égouts, même des salles d'hôpital où un grand nombre de dysentériques se trouvaient rassemblés, et nous n'avons pas vu en résulter cette maladie. Cependant le climat des colonies est très-propre à développer ces émanations, car la putréfaction y est hâtée et par la chaleur excessive du jour, et la fraîcheur des nuits. D'ailleurs, les faits rapportés à l'appui de cette idée sont très-rares et nous semblent peu probants.

L'influence du climat chaud est la cause la plus puissante de la production de la dysenterie; elle engendre ces maladies graves qui se manifestent surtout par le trouble fonctionnel du tube intestinal : c'est elle qui amène le choléra-morbus dans l'Inde, la fièvre jaune aux Antilles, enfin la dysenterie dans les colonies. Les variations de température dépendent aussi beaucoup de l'excessive chaleur des tropiques; la différence des jours et des nuits doit encore lui être rapportée. C'est cette extrême chaleur qui pousse les étrangers et les indigènes à l'usage des liqueurs alcoliques, des aliments de haut goût; elle qui les porte à passer les nuits à peine couverts et exposés au serein et à l'humidité. Les causes déjà indiquées plus haut sont donc sous la dépendance immédiate de celle du climat et de la température considérablement élevée. Se fiant aux paroles du professeur Andral, MM. Chomel et Blache avancent une grande erreur touchant la préférence prétendue de la dysenterie pour les exotiques. « Dans les contrées équatoriales, disent-ils (diction. en 25 vol., article *dysenterie*, pag. 548), elle est mortelle aux étrangers, tandis qu'elle épargne les indigènes. Tous les médecins anglais qui ont écrit d'après leurs propres observations sur les maladies des pays chauds, ont parlé de la dysenterie comme d'une maladie qui frappait les Européens, plus ou moins long-temps après leur arrivée dans les pays voisins de l'équateur, et qui sévissait sur eux bien plus cruellement que sur les indigènes. » Nous avons parcouru diverses contrées chaudes; nous avons visité les hôpitaux anglais, suivi la pratique des médecins de cette nation; nous les avons consultés à ce sujet, et nous n'avons rien appris de pareil. Bien plus, vingt années d'une expérience spéciale et des plus étendues, nous permettent de soutenir tout le contraire.

S'il nous était possible de reproduire ici tous les faits dont nous conservons les notes, les cas nombreux que nous avons eus à traiter dans les hôpitaux, nous serions conduit nécessairement à cette conclusion, que la dysenterie attaque davantage les naturels des pays chauds que les étrangers. Toutefois, ici, comme en toute chose, il s'agit de distinguer les cas; nous ne faisons nullement entrer dans nos calculs les troupes qui viennent de l'Europe; car elles forment une caste à part : composées, en général, de gens adonnés à la débauche, livrés à toutes les orgies, sans cesse plongés dans les liqueurs alcoliques, énervés par des excès de femmes et de tout genre, les militaires qui composent la garnison des colonies sont, par cela même, beaucoup plus sujets à la dysenterie que les indigènes ; mais l'on ne peut, ce nous semble, comprendre sans distinction de pareils malades dans la comparaison générale que l'on établit avec les naturels. Ce parallèle doit porter seulement sur les Européens civils et les indigènes du même ordre, qui sont soumis à une vie plus régulière, et ne vont pas au-devant des causes prédisposantes de la dysenterie. A ce point de vue, l'assertion du professeur Andral est de tout point erronée, et nous sommes pleinement en droit de soutenir que les naturels sont, pour le moins, aussi sujets que les étrangers à la maladie dont nous traitons.

Nous ne saurions apprécier la valeur des données rassemblées par le célèbre Ozanam (hist. méd. gén., tom. IV), sur l'influence de l'automne ou de l'été. Les saisons sont peu marquées aux colonies; à peine observe-t-on dans l'année une différence de six degrés dans la température atmosphérique, d'ailleurs toujours fort grande. L'hiver surtout y est presque inconnu, et le passage de cette saison au printemps, ou de l'automne à l'hiver, est plutôt conventionnel que naturel. Toutefois, nous comprenons que les constitutions saisonnières, surtout lorsque leur succession n'est point graduée, doivent fortement prédisposer à la dysenterie, en vertu du principe que nous avons développé plus haut. Nous n'avons remarqué aucune prédilection de cette affection morbide pour un âge ou un sexe : l'homme dans toutes les conditions y est également sujet.

Du moment que les variations brusques de température sont les conditions les plus puissantes du développement de la dysenterie, il est évident qu'elle se manifestera sur un grand nombre d'individus, si elle se présente dans un pays, une localité, et alors on a pu dire qu'elle se montre épidémique. Ainsi les annales de tous les peuples conservent le souvenir des grands ravages produits par cette maladie sur des peuples civilisés, ou sur de grands corps belligérants : ces derniers doivent même y être plus exposés, en ce qu'ils se déplacent fréquemment, qu'ils se transportent en des lieux lointains, dont le climat est fort différent ; aussi il est peu d'armées où la dysenterie ne se soit montrée d'une manière plus ou moins désastreuse. L'histoire conserve le souvenir du fléau causé par cette maladie dans l'armée de Henri V victorieux à Azincourt ; l'armée danoise fut décimée en 1677 ; en 1757, l'armée française en fut vivement attaquée en traversant l'Électorat de Mayence ; en 1792, la dysenterie détruisit en grande partie l'armée prussienne. Nous avons rapporté un fait analogue observé par Pringle après la bataille de Dettingue, etc.

En tous ces cas, ce sont des circonstances fortuites, des changements inaccoutumés dans l'état de l'atmosphère, ou favorisés par l'abus d'aliments indigestes ; mais, dans les pays chauds, les mêmes circonstances persistent ; la chaleur excessive est continuelle, la différence considérable du jour et de la nuit est permanente, de sorte que ce ne sont plus des conditions insolites qui forment le cachet étiologique des épidémies, mais bien des conditions propres et inhérentes au climat des tropiques. Aussi dans ces pays, la dysenterie ne saurait être considérée comme épidémique, mais bien comme endémique. Cette remarque n'est pas sans importance pratique, car on peut rechercher les moyens propres à adoucir ou à effacer l'influence des circonstances permanentes et connues ; tandis que cette précaution est bien plus incertaine quand il s'agit de conditions fortuites.

Nous pourrions parler des fatigues considérables, des excès, des affections morales, comme favorisant le développement de la dysenterie ; mais nous tomberions dans le labyrinthe des causes banales que l'on rapporte à toutes les maladies internes, et qui par conséquent ne sauraient être considérées comme leur véritable origine, mais comme de simples occasions le plus souvent sans importance réelle. Il n'en est pas de même d'une condition dont nous nous proposons de parler maintenant. On a beaucoup crié contre les idées de Stoll sur le rôle qu'il faisait jouer à la bile ; il est possible que le médecin de Vienne ait exagéré l'importance étiologique du fluide biliaire, car tous les hommes supérieurs ne savent pas se défendre d'une prédilection marquée pour l'objet habituel de leur observation, et surtout pour ceux où ils ont acquis de justes droits à la reconnaissance de l'art. Toutefois, il faut reconnaître que souvent Stoll a peint la nature bien observée, et a découvert la véritable source des affections morbides qu'il décrit.

Dans les temps anciens, on avait aussi remarqué que la bile jouait un rôle considérable parmi les causes des maladies, et que les *flux du ventre* y trouvaient leur origine. Ce que les Grecs appelaient *hepatis atonia*, et ce qu'on appelait plus tard *flux hépatique*, nous paraît constituer une des causes puissantes de la maladie dont nous traitons. Nous voyons aussi Reusner, Gilbert, Trollien, etc., décrire une *dysenterie hépatique*, et nous croyons pouvoir appuyer ici l'opinion et l'observation de ces grands praticiens de ce que nous avons nous-même observé long-temps dans les colonies. « C'est un cours de ventre séreux et sanguinolent, dit le professeur Sauvages (nosol. méth., t. VIII, p. 156), et en même temps bilieux et purulent, avec des signes d'un vice au foie, comme un abcès ou une dissolution putride, tels que l'ont observé La Morlière et plusieurs autres auteurs cités par Bonnet. »

Les malades ressentent, en effet, des douleurs dans la région hépatique qui s'étendent suivant le trajet des intestins, dont ils indiquent le trajet en accusant le passage d'un corps brûlant qui descend du foie. Bientôt après, ils rendent des matières bilieuses et sanguinolentes en petite quantité et avec des épreintes extrêmes. Non-seulement ce flux hépatique nous semble être la cause prochaine de l'irritation intestinale; mais encore l'examen de la bile elle-même sur les cadavres nous a paru propre à démontrer que ce liquide a pris alors des qualités âcres et irritantes. C'est ainsi que nous avons expliqué les souffrances vives éprouvées par les malades suivant le trajet de la bile, bien que le surcroît de sensibilité intestinale y contribue. Ce qui rend ce résultat très-plausible, c'est non-seulement l'examen clinique et nécroscopique, mais encore la fréquence des maladies du foie dans les pays chauds.

On sait, en effet, combien les lésions hépatiques sont nombreuses, variées sous les tropiques; ce sont elles sans doute qui causent en partie cette coloration jaunâtre que présentent les habitants de ces pays brûlants; aussi est-il peu de personnes qui n'éprouvent de l'embarras, de la pesanteur dans la région hypocondriaque droite; peu qui n'aient eu, après un long séjour aux colonies, une lésion plus ou moins grave du foie. Cette influence dépendant du climat chaud, se lie donc à la production de la bile en grande quantité, à sa viciation, et, par suite, à l'irritation des intestins. Lorsqu'à l'action habituelle de cette cause fortement prédisposante vient se joindre celle des variations brusques de température ou des excès de régime, alors la dysenterie éclate ordinairement, de sorte qu'il faut rapporter le développement de cette cruelle maladie à l'ensemble de ces causes toutes dépendantes d'ailleurs de l'influence du *climat des colonies*.

CHAPITRE SECOND.

CARACTÈRES DE LA DYSENTERIE DES PAYS CHAUDS.

Le *flux de sang* est parfois précédé de phénomènes variables qui annoncent un trouble de la santé : ce sont des douleurs vagues à l'abdomen, de la fatigue, du malaise, la perte d'appétit, de la céphalalgie, et une foule d'autres prodrômes tout aussi peu concordants. Ici, comme dans la plupart des maladies, cette perturbation anticipée n'est pas susceptible de fournir au praticien des données certaines sur le danger que court le sujet ; la variabilité de ces préludes, leur existence avant la plupart des affections morbides, rendent leur signification pleine d'incertitude. Il n'est pas rare même de les voir manquer complètement, comme nous l'avons remarqué chez un grand nombre de personnes sur qui la dysenterie faisait des ravages mortels. Cependant nous avons observé que la constipation s'offrait fréquemment, et précédait de plusieurs heures ou même de plusieurs jours le développement du *flux de sang ;* toutefois on pourrait considérer ce phénomène comme un des premiers symptômes, car les muqueuses ou les séreuses malades présentent d'abord une diminution ou une suspension de leur sécrétion habituelle.

Quoi qu'il en soit de ces phénomènes précurseurs, la dysenterie décidée offre une marche *aiguë* ou *chronique* ; elle est *faible* ou *grave*, distinctions basées sur l'expérience clinique, et qui concordent d'ailleurs avec des caractères organiques, selon nous de la plus haute importance. La dysenterie *légère* ou *faible* se présente chez les personnes peu robustes en général ; elle débute par la constipation, des douleurs abdominales sur le trajet du colon et surtout du rectum. Cette souffrance, que la pression augmente sensiblement, se prononce vers l'anus, au-dessus de l'ouverture inférieure du gros intestin; elle s'exaspère par moment et lorsque se renouvellent les envies d'aller à la selle. Alors les malades rendent avec effort une matière toujours peu abondante, teinte de sang, ensuite muqueuse ou formée par des glaires mêlées à du sang, puis à de la bile et à des productions muqueuses beaucoup plus marquées dans la dysenterie intense et chronique.

Comme nous l'avons déjà dit, le malade accuse souvent des souffrances dans la région du foie; il trace parfois le trajet des conduits biliaires sur lesquels il ressent la sensation du passage d'un corps irritant. Peu de temps après, il est en proie à des épreintes vives, à des efforts de défécation dans lesquels il rend des matières rares, sanguinolentes et bilieuses. A cette souffrance abdominale se joint du trouble dans la circulation; le pouls devient d'abord dur et fréquent, mais ensuite il diminue de volume, et semble parfois s'effacer sous le doigt du médecin. La peau est chaude, sèche, sale; parfois elle est le siége de frissons vagues, d'un abaissement prononcé de la température habituelle; la langue, sèche et pointillée, est tantôt blanche, muqueuse ou bilieuse; des envies de vomir et des vomissements s'observent quelquefois; le sujet est plongé dans un abattement de plus en plus marqué; sa face pâlit, maigrit, se contracte.

A cet état, susceptible de se prolonger un ou plusieurs septénaires, succède un tendance favorable ou fatale : dans le premier cas, les selles deviennent de moins en moins fréquentes : de vingt ou plus, elles se réduisent successivement, au point que les sujets y sont poussés une fois seulement par jour. Toutefois ils conservent encore pendant quelque temps une faiblesse du tube digestif qui se manifeste par une diarrhée purement muqueuse, peu abondante; enfin, la digestion reprend insensiblement son activité; la fièvre cesse; l'embonpoint revient après une assez longue convalescence. Dans le cas où la dysenterie, quoique légère, prend une marche chronique, se prolonge au-delà de trois septénaires, et tend vers une terminaison fatale, on remarque un affaiblissement progressif, un abattement extrême des forces, une sécheresse croissante de la peau, une petitesse excessive du pouls; en même temps la face prend chaque jour l'aspect cadavéreux, et revêt les traits du *facies mortel*, si bien décrit par le Père de la médecine sous le nom de προσωπος θανατος

Parvenu à un extrême marasme, le malade s'éteint, tant par la persistance de la dysenterie, par l'opiniâtreté des souffrances, que par une sorte d'*inanition* ; pendant tout le temps de la maladie, les aliments les plus légers n'ont pu être tolérés, ou ont été rendus dans les selles sans avoir subi la moindre élaboration.

Ici l'examen du cadavre est de la plus haute importance, tant pour rendre compte de cette prostration générale et ce défaut d'action du tube digestif, que pour combattre les idées préconçues d'un système abandonné déjà en France, mais qui produit encore, dans les colonies, les résultats les plus désastreux ; on sent que nous indiquons la médecine antiphlogistique. En examinant plusieurs centaines de cadavres appartenant à des personnes mortes de cette espèce de dysenterie, nous nous sommes rappelé la description nécroscopique donnée par Haller, d'un individu mort d'inanition (*opuscula pathologica*, etc., 1768, obs. 39, pag. 62): « *Nihil cadavere non sanum fuit, sed ventriculus vacuus, intestina inanissima, absque ullo stercoris vestigio qualis certe inanitas etiam in morbosis diù extenuatis, cadaveribus rarissima est.* »

Comme, en ce cas, le tube digestif était vide de toute matière digestible, la muqueuse offrait sa texture normale, sa consistance, les parois leur épaisseur ; toutefois la décoloration du tube intestinal était complète. Il n'y avait aucune injection, aucune arborisation, aucun ramollissement, aucune ulcération capable de suggérer l'idée d'une phlegmasie quelconque ; mais la capacité du conduit se trouvait considérablement diminuée : en certains points, l'intestin offrait à peine la moitié de son calibre habituel, et cette lésion nous a été offerte constamment, de manière à former un des caractères organiques de cette espèce de *flux sanguin*. Nous tenons d'autant plus à rappeler ces faits, qu'ils se sont offerts à nous très-souvent, et qu'ils combattent vivement le système de la médecine physiologique qui voit dans la dysenterie toujours une *entérite*.

La dysenterie grave ou aiguë débute rarement d'une manière lente, avec prodrômes ; ordinairement les symptômes se dessinent en peu d'heures. Les malades accusent de la constipation bientôt suivie de douleurs intenses dans l'abdomen ; ces douleurs s'irradient aux hypocondres, dans le trajet du colon, et viennent se perdre, sans diminuer d'énergie, à l'extrémité du rectum, au-dessus de l'anus, de faire sentir une pesanteur, une épreinte croissante, et bientôt des selles peu abondantes, formées de sang, de glaires et de bile, se font jour par l'anus où le malade éprouve une sensation de déchirure violente. En même temps, une sorte de stupeur s'empare de tout l'individu ; la face exprime la terreur et l'étonnement ; la peau se décolore, les yeux s'enfoncent au sein des orbites ; les paupières se dépriment autour des globes oculaires et leurs bords sont rouges ; les pommettes deviennent saillantes et décolorées; les lèvres sont blanchâtres, desséchées; la bouche est sèche ; la langue est bientôt râpeuse, pointillée de rouge ; la cavité buccale est en proie à une siccité qui porte les malades à demander des boissons froides, tant pour apaiser cette sècheresse que l'ardeur abdominale.

Mais l'introduction d'un liquide dans le tube digestif est loin de remplir le but espéré : à peine est-il dans l'estomac, que les souffrances abdominales se renouvellent, que le besoin d'aller à la selle reparaît ou s'accroît, et que, après bien des épreintes douloureuses, le sujet rend une faible quantité de liquide mucoso-sanguinolent, et parfois du sang pur. A cette décomposition du visage, à cette altération des organes du goût se joignent l'aridité générale de la peau dont la teinte devient brunâtre, sale, terreuse, et qui offre une chaleur âcre; le pouls, d'abord dur, plein, fréquent, diminue aussitôt de force, mais non de vélocité. La respiration ne tarde pas à éprouver un trouble notable ; elle devient difficile, petite, incomplète ; la sensibilité du ventre est excessive, et le malade ne peut y supporter la plus légère pression.

La fréquence des selles est fort variable ; en général, elles sont considérables, puisque des sujets ont rendu plus de cent fois en un jour des glaires sanguinolentes et bilieuses; aussi l'affaiblissement va-t-il avec une rapidité vraiment effrayante, car la prostration des forces s'accroît non-seulement des pertes alvines répétées, mais encore des souffrances excessives et sans cesse renouvelées, enfin de l'absence de toute alimentation. Lorsque la mort doit bientôt être la conséquence d'un état morbide aussi grave, on observe une décomposition extrême des traits de la figure, et *la face hippocratique* se dessine de la manière la plus tranchée. La température s'abaisse surtout aux extrémités ; l'haleine est froide et fétide ;

les jambes sont fléchies ainsi que les cuisses sur l'abdomen ; le pouls est filiforme et insensible, les matières alvines d'un odeur insupportable ; les parois abdominales son affaissées, tous les os saillants, le périnée rouge et excorié ; enfin, le malade offre l'aspect d'un cadavre qu'anime encore un souffle de vie qui va bientôt s'éteindre.

Cet état de la maladie que nous venons de décrire d'après la généralité de nos observations, offre des variétés suivant les sujets : ainsi, chez les individus robustes et jeunes, on remarque des phénomènes de réaction, une congestion sanguine générale, enfin un éréthisme sanguin qui constitue la forme inflammatoire dont la dysenterie est parfois susceptible. Mais il ne faut pas attacher trop de valeur à cet aspect des premiers jours du mal, car bientôt il succédera de l'abattement croissant et tout-à-fait opposé au premier période du *flux sanguin*. Nous pouvons considérer cette forme comme présentant la complication de l'affection dysentérique avec l'état phlogistique ou pléthorique ; de même que l'état bilieux ou muqueux, ou adynamique, sont susceptibles de constituer une semblable association. « J'étais bien persuadé, dit Stoll (méd. prat., édition encycl., pag. 263), que cette maladie n'avait pas cette simplicité et cette nature non compliquées qui semblent s'offrir d'abord à ceux qui ne considèrent point ou que légèrement ces différences, et, par une conséquence nécessaire, que les règles de traitement n'étaient pas si faciles. »

La forme de la maladie ne doit donc pas être confondue avec son fond qui est le même et constitue une affection générale, et non point une lésion purement bornée au gros intestin, comme le prétend l'école appelée physiologique.

La dysenterie est l'expression d'une lésion morbide de l'économie entière, ce que démontrent la généralisation de ses symptômes primitifs et la participation profonde de tout l'individu pendant le cours ordinaire de cette cruelle maladie. La dysenterie n'est pas aussi une et constamment la même, toujours inflammatoire, toujours constituée par la phlogose de la muqueuse colique ; elle peut s'offrir avec cette apparence, comme avec le caractère bilieux qui s'observe fréquemment dans les colonies.

Nous avons, en outre, fait remarquer l'absence de toute altération inflammatoire dans la dysenterie légère et chronique : ici, point de lésion si nécessaire à ce système de l'irritation, point d'injection, point de destruction de la muqueuse, et pourtant le mal a été long, grave, puisqu'il a fini par entraîner la mort du sujet. Ces faits seraient-ils aussi peu fréquents qu'ils se sont multipliés sous nos yeux, qu'il faudrait nécessairement trouver ailleurs la véritable cause de la dysenterie, et reconnaître que les dégradations sensibles et profondes du colon ne sont point les conditions inhérentes absolument à l'existence et à la gravité du *flux sanguin*. Nous avons rencontré, dans les cadavres morts de la dysenterie intense, un boursoûflement avec rougeur vive de la muqueuse épaissie et ulcérée; mais cette altération n'était pas bornée au colon, car tout le gros intestin, parfois l'iléon, et jusqu'à l'estomac, offraient des dégradations semblables.

En ces cas, la forme inflammatoire de la maladie n'était pas constante; ou si parfois elle se présentait au début, elle cédait bientôt à l'état bilieux ou adynamique. Mais bien plus souvent la forme ou l'état bilieux était véritablement la source puissante de la dysenterie et des dégradations intestinales. A ce passage continu ou fréquent de cette bile âcre, il faut rapporter l'irritation et les lésions graves que l'on rencontre dans le tube intestinal, et par conséquent la véritable source des indications thérapeutiques ne se trouvera point dans l'altération du colon, mais bien dans l'état bilieux et la sécrétion viciée de la bile. Nous avons encore rencontré maintes fois l'engorgement considérable des glandes mésentériques provenant aussi de la même origine. A la suite de la dysenterie grave passée à l'état chronique, nous avons ordinairement remarqué une altération digne d'être ici signalée: le tube intestinal offrait alors un défaut d'élasticité complet; les parois, affaissées et appliquées l'une sur l'autre, présentaient un amincissement tel, que leur épaisseur égalait à peine celle d'une feuille de papier. En outre, la muqueuse manquait en divers points, et le conduit intestinal était décoloré. Le foie présentait fréquemment une augmentation prononcée de volume, une congestion évidente, parfois du ramollissement. La vésicule et les canaux biliaires se trouvaient remplis d'une bile épaisse, fétide, et offrant un aspect anormal.

Plusieurs écrivains ont signalé, dans le dernier période de la dysenterie, la faiblesse ou même l'impotence des membres abdominaux; nous n'avons jamais observé de pareils symptômes parmi les nombreux malades que nous avons traités aux colonies, et rien, dans les centres nerveux, n'a pu nous faire admettre une semblable lésion fonctionnelle. On a voulu, il est vrai, rapporter cette paralysie à l'action sympathique des lésions du colon sur les extrémités inférieures, surtout dans la colique métallique; cependant nous devons assurer que si cette impotence des membres abdominaux s'est présentée quelquefois, elle est extrêmement rare, et mérite d'être considérée comme une complication non liée ordinairement à l'affection dysentérique.

Nous n'avons jamais observé de *dysenterie sèche*, qui, suivant certains écrivains, serait constituée par un ténesme sans aucune évacuation alvine, avec douleur vive dans le trajet du colon. Il est très-probable que ces médecins ont compris, sous le nom de dysenterie sèche, une simple affection nerveuse des intestins, bien différente de la maladie dont nous parlons. Jusqu'ici, nous nous sommes occupé de la dysenterie *aiguë*, dont les symptômes se succèdent et se développent avec rapidité, qui tend vers une fin prompte et complète : c'est là, en effet, la forme la plus fréquente du *flux de sang*. Cependant il n'est pas rare d'observer cet état morbide sous la forme *chronique*, soit comme conséquence de la première, soit comme maladie primitive.

« *La dysenterie chronique*, selon MM. Chomel et Blache (dict. en 30 vol., art. *dysent.*, p. 559), n'est guère observée qu'à la suite des épidémies, dans les camps, les hôpitaux militaires, les prisons, etc. : la nature des matières évacuées, la fréquence des selles et le ténesme, ne laissent aucun doute sur le caractère de cette affection, qu'on a vue quelquefois se prolonger pendant plusieurs mois, entretenue par des erreurs de régime, presque toujours par l'altération de la membrane muqueuse du gros intestin. L'amaigrissement progressif, la teinte pâle et plombée de la face, la sécheresse et l'aridité de la peau, et assez souvent l'anasarque, sont ordinairement les symptômes qui précèdent la mort. » Rien n'est plus opiniâtre que la dysenterie chronique : non-seulement elle se dissipe lentement, mais encore les moindres imprudences produisent des rechutes, et font perdre aux malades le fruit de plusieurs semaines de précautions minutieuses.

Cette forme de la dysenterie se continue souvent par une diarrhée rebelle et très-affaiblissante; nous avons vu des personnes travaillées par des selles muqueuses et fréquentes dont rien ne pouvait triompher. Ces cas ont sans doute conduit les médecins à rapprocher ou à confondre la dysenterie et la diarrhée, comme n'étant que les nuances, et nullement des maladies différentes. Nous ne saurions adopter cette manière de voir : ici la diarrhée est un épiphénomène étranger aux caractères de la dysenterie qui a déjà cédé, mais qui a laissé dans les parois intestinales des altérations profondes, d'où résulte le trouble des fonctions de ces organes. D'ailleurs il nous semble que les caractères de ces deux maladies sont assez différents pour ne pas les confondre, même comme des espèces d'une même affection pathologique. Ainsi, dans la dysenterie, coliques violentes, nulles dans la diarrhée; celle-ci offre des selles copieuses toutes les fois que le malade sent le besoin de vider le rectum; celle-là présente des selles fort peu copieuses et à peine composées de quelques flocons glaireux; la première est accompagnée de ténesme; la seconde n'en produit pas; la dysenterie amène des selles sanguinolentes et la diarrhée purement muqueuses; l'une détermine de la dureté dans le pouls, de la chaleur âcre à la peau, la sécheresse des téguments, de la céphalalgie; l'autre se montre avec de la moiteur cutanée, un pouls large et mou, une langue large et pâteuse, une faiblesse générale; enfin, la dysenterie est toujours une maladie grave, et la diarrhée compromet rarement l'existence des malades.

A ce tableau rapide des caractères principaux de ces deux maladies, il nous paraît aisé d'abord de ne pas les confondre, et de ne point les regarder comme des formes seulement d'une même affection morbide. Le diagnostic ne peut non plus être difficile quand il s'agit d'un cancer du rectum, d'une masse d'hémorrhoïdes internes, quoique ces altérations organiques produisent quelquefois des évacuations alvines fréquentes et chargées de sang. La dysenterie, avons-nous dit, est toujours une maladie grave; ce n'est pas que beaucoup de malades n'échappent aux ravages de la dysenterie, surtout quand elle est légère, ou qu'un traitement convenable lui est opposé dès le début; mais, d'après ce que nous avons vu de sa fréquence et des résultats fâcheux dans les contrées chaudes, l'on ne pourrait considérer cette maladie comme peu sérieuse. « La dysenterie des enfants et des vieillards, dit Lieutaud (précis de méd. prat., t. I, p. 529), des cachectiques, des scorbutiques et des femmes en couches, est toujours très-dangereuse. Elle est sujette à des retours fâcheux lorsqu'on ne s'applique pas à les prévenir, et dégénère quelquefois en diarrhée très-rebelle. Le *flux hépatique* donne moins d'incommodité que la dysenterie, mais il est plus difficile à guérir; il se termine communément par la cachexie, l'hydropisie et le marasme. » Nous aimons à voir, dans un auteur aussi estimé, la confirmation du pronostic que nous nous étions formé nous-même par l'observation répétée de la dysenterie bilieuse : cette espèce de maladie est, en effet, bien plus fréquente dans les colonies que les autres espèces, et l'on sait combien elle est grave, combien de personnes elle attaque en même temps, combien enfin de terminaisons mortelles elle présente quand on a recours aux moyens généralement employés en Europe.

CHAPITRE TROISIÈME.

DU TRAITEMENT DE LA DYSENTERIE.

Dans cette partie de notre dissertation nous allons exposer les principales méthodes thérapeutiques et les principaux remèdes vantés contre la dysenterie; puis nous terminerons ce travail en signalant les moyens que nous avons vu mettre en usage, et que nous avons nous-même fréquemment employés dans le cours de notre longue pratique aux colonies. Et d'abord, nous sommes fort étonné de trouver dans la bouche de médecins estimés, les idées suivantes : « Dans les siècles qui ont précédé le nôtre, la plupart des médecins s'étaient fait ou avaient adopté, sur la nature de la dysenterie, des opinions erronées d'après lesquelles ils avaient établi des méthodes diverses de traitement, presque toutes plus ou moins dangereuses. Les purgatifs et les toniques ont été long-temps et sont encore, pour quelques médecins, les principaux remèdes à opposer à cette maladie, parce qu'ils sont les plus propres à évacuer les matières irritantes ou à corriger les matières putrides qui, dans leur théorie, sont la cause immédiate de la dysenterie. Aujourd'hui qu'on a reconnu dans la dysenterie une affection inflammatoire, on la combat, en général, par des moyens analogues à ceux qu'on oppose aux autres phlegmasies. » (Ouvrage cité, page 563.)

Quand on ne s'arrête pas à la surface des choses, on arrive à reconnaître que les grands praticiens de tous les temps avaient compris que la dysenterie n'était pas toujours la même, et qu'elle réclame un traitement varié, suivant l'ensemble des symptômes qu'elle présente. Ainsi les médecins célèbres ont senti, d'après l'expérience clinique, que la dysenterie était liée à des états ou bilieux, ou inflammatoires, ou adynamiques; de sorte qu'il convenait, dans tous ces cas différents, de ne pas administrer les mêmes remèdes, mais des médicaments appropriés à l'ensemble des caractères du mal. Ces déductions judicieuses de l'observation sont toujours les mêmes, quelle que soit, du reste, la manière dont on en rend compte. La théorie ne peut jamais détruire la vérité sur laquelle elle est fondée; la forme plus ou moins singulière des expressions ne saurait changer le fond des choses.

En ne s'arrêtant donc pas à l'apparence du langage, mais en comprenant l'idée qu'elle veut exprimer, on se garde bien de rejeter les toniques, les purgatifs, les altérants, pas plus que les antiphlogistiques. On constate que chacun de ces moyens a des indications suivant les cas morbides et les périodes du mal ; et alors on est loin de regarder la dysenterie comme une inflammation pure et constante, et les débilitants comme seuls capables de guérir la dysenterie. Nous ne prétendons pas, en ce moment, que tel remède est plus fréquemment applicable que tel autre; nous voulons seulement nous élever contre les principes propagés surtout par les écoles organicienne et physiologique, et montrer que les toniques trouvent, dans le cours de la dysenterie, des applications fort avantageuses : nous renvoyons toutefois l'examen de cette question au moment où nous traiterons de la guérison de la dysenterie chronique ou adynamique.

Mais nous devons exposer ici les résultats dont nous avons été témoin à la suite de l'emploi des émissions sanguines : dominés par les préceptes de la doctrine du célèbre Broussais, beaucoup de médecins venus de l'Europe aux colonies, y ont mis en usage les moyens débilitants, et surtout les émissions de sang fréquemment répétées. On ne peut, à cet égard, penser que ces moyens ont été employés avec trop de crainte, ou pas assez multipliés, car nous les avons vu mettre en usage avec toute l'énergie possible chez un très-grand nombre de malades. Néanmoins, nous devons le dire hautement, nous n'avons jamais connu de moyens plus désastreux que la méthode antiphlogistique, dont la fatale influence a causé directement la mort d'une foule de malheureux que d'autres remèdes eussent arrachés à cette fin. D'ailleurs, tout le monde sait combien il faut être sobre d'émissions sanguines dans les pays chauds : ces pertes de sang jettent promptement les malades dans un affaissement d'où il est fort difficile de les retirer. Le climat détermine par lui-même une disposition adynamique qu'on ne peut nier. Si nous en croyons le récit de plusieurs médecins venus d'Afrique, on n'a pas tardé, dans ce pays, à reconnaître les fâcheux effets de la méthode antiphlogistique dont on use maintenant avec une parcimonie très-remarquable.

Nous ne rejetons pas complètement les émissions sanguines dans le traitement de la dysenterie, et souvent nous y avons eu recours quand l'état morbide l'exigeait. « Comme cette maladie est en partie inflammatoire, et souvent accompagnée de pléthore, dit Pringle (maladies des armées, pag. 233), la saignée devient quelquefois indispensable, et, en général, elle contribue à la guérison. Cependant, à moins que la fièvre ne soit entretenue par quelque inflammation qui n'appartient point à cette maladie, comme cela arrive souvent en hiver ou au printemps, il est inutile et même dangereux de la réitérer, comme on peut l'observer dans la plupart des maladies qui viennent d'une cause putride. J'omets entièrement cette évacuation dans les tempéraments faibles, et quand il y a peu de symptômes de fièvre. » Nous ne saurions mieux exprimer les résultats de notre expérience pratique que ne l'a fait ici le célèbre médecin anglais : à son exemple, nous avons reconnu la nécessité des émissions sanguines dans la forme inflammatoire de la dysenterie ou dans la première période de cette maladie à marche aiguë, chez les individus robustes, sanguins ou pléthoriques ; nous avons même répété quelquefois ces moyens, les applications de sangsues sur le trajet du colon, des topiques émollients sur l'abdomen, enfin les différents remèdes propres à dompter l'éréthisme sanguin.

Toutefois, comme nous l'avons déjà fait entendre, il convient d'être sobre des pertes sanguines dans les climats chauds; car, après la période d'excitation, survient un autre temps où les forces diminuent tous les jours, où il convient d'avoir recours à des remèdes différents, et où le malade aura besoin de toute sa résistance vitale pour suffire aux pertes répétées et aux efforts médicateurs. Nous ne dirons pas que, dans tous les cas, il est nécessaire d'éloigner les causes de la dysenterie, de mettre le malade dans le repos, lui ordonner un régime sévère, des boissons émollientes; ce sont là des indications communes à toutes les affections morbides, ce qui se suppose facilement.

L'*opium* a été employé, et, suivant Ramazzini, Willis, Wepfer, etc., ce médicament serait un véritable spécifique de cette maladie. D'autres médecins, Pringle entre autres, le rejettent complètement, prétendant qu'il est inutile et même dangereux. Ce praticien, ne voulant pas nier l'autorité de Sydenham, qui administrait l'opium, préfère, pour expliquer les fâcheux effets qu'il a observés de l'usage des opiacés, croire que la dysenterie des armées a quelque chose de particulier d'après laquelle l'opium est désavantageux. Il semble, en effet, que, dans la dysenterie maligne ou typhoïde, les opiacés augmentent le trouble ou l'affaissement des forces nerveuses, et par suite aggravent l'affection morbide. Mais la dysenterie légère est avantageusement combattue par les préparations d'opium données à l'intérieur ou en topiques sur l'abdomen : ainsi, des lavements laudanisés, des liniments opiacés, procurent une diminution des souffrances et des selles : l'extrait gommeux d'opium est préférable quand on l'administre dans une potion.

Les purgatifs et les vomitifs ont été fortement préconisés, et il faut bien qu'ils aient procuré des succès, puisque beaucoup de médecins estimés en ont vanté les heureux effets. Pringle ne fait pas difficulté de les considérer comme des moyens nécessaires dans la plupart des dysenteries parvenues à leur deuxième période. « Nous devons faire moins attention, ajoute le célèbre docteur anglais (ouvrage cité, page 235), à la dose qu'aux effets, dont on ne doit jamais juger par le nombre de selles, mais par l'abondance des matières, et par le soulagement des tranchées et du ténesme après l'opération. Si, d'un côté, le médecin doit éviter les remèdes forts et irritants, il ne doit pas, d'un autre, épargner les purgatifs doux, et surtout la rhubarbe, dont on donne communément des doses trop faibles. » Pringle associe aussi le calomel au *rheum palmatum*, et, à l'exemple de Stuck, il en réitère l'usage suivant les cas.

Les *vomitifs* ont été employés depuis Pison, qui vante beaucoup l'ipécacuanha dans ce but. M. Bretonneau s'en servit avec avantage pendant l'épidémie qui régna à Tours en 1826. M. Amiel eut recours aux mêmes moyens, en 1815, pour la garnison de Gibraltar, décimée par le *flux de sang*. MM. Rullier et Andral reconnaissent aux vomitifs les plus grands avantages au début de la dysenterie. Nous pourrions accumuler ici les preuves de l'action parfois heureuse des évacuants supérieurs, surtout quand il y a surcharge intestinale, et que la dysenterie revêt la forme appelée muqueuse ou catarrhale. Mais ces citations suffisent pour montrer, d'un côté, que les antiphlogistiques ne sont pas toujours indiqués, que l'action favorable des purgatifs prouve la nature non constamment inflammatoire de la maladie. Une remarque bien étrange ressort de la lecture de l'article de MM. Blache et Chomel; nous avons vu plus haut combien ces écrivains se sont d'abord élevés contre les évacuants et les toniques; et, quelques pages plus loin, ils nous fournissent des exemples de l'heureuse application de ces remèdes! singulière puissance de la vérité, qui fait oublier aux *praticiens* leurs plus chères théories.

Nous avons administré et nous avons ordonné nous-même les médicaments dont nous venons de parler : l'emploi des vomitifs n'a jamais eu d'heureux effets, lors même que l'on a eu recours à l'ipécacuanha dont l'usage, dans la dysenterie, est connu, aux colonies, sous la dénomination de *méthode brésilienne*. Les médecins venus d'Europe ont fréquemment prescrit, comme nous l'avons vu faire en France, la solution de poudre d'ipécacuanha à prendre par cuillerées dès le début de la maladie; mais, malgré tous leurs soins, ce vomitif a le plus souvent été suivi de la mort des malades. Nous l'avions d'abord mis en usage nous-même, et nous n'avons pas tardé à l'abandonner pour avoir recours aux moyens spécifiques dont nous parlerons plus loin.

Les *purgatifs* nous ont procuré des avantages incontestables : nous avons dit que la constipation opiniâtre formait très-souvent un des premiers symptômes de la dysenterie des pays chauds; en cette circonstance, l'huile de ricin, ou l'infusion de rhubarbe à forte dose, a déterminé des selles assez abondantes et un mieux sensible qui nous a permis de recourir à d'autres moyens. Toutefois, nous ne sommes pas de l'avis de Stuck ni de Pringle sur l'association du calomel à la rhubarbe; cette composition pharmaceutique ne nous a point donné les résultats favorables dont ces auteurs ont eu à se féliciter. Lorsque les selles ont paru pendant le premier jour, les purgatifs ne doivent plus être continués.

Avant d'aller plus avant dans l'exposé des remèdes proposés contre la dysenterie, nous croyons devoir signaler une erreur médicale que nous avons rencontrée trop souvent : des médecins pensent qu'il ne faut pas se hâter de guérir la dysenterie, mais qu'il convient de laisser durer la maladie un certain temps avant de lui opposer des moyens propres à la faire cesser. Ce que nous avions vu auprès de plusieurs praticiens, nous avons été étonné de le rencontrer dans l'ouvrage d'un homme aussi distingué que Stoll : « en général, j'étais convaincu qu'il ne fallait pas trop se presser dans certaines maladies, dit cet auteur (méd. pratique ; de la dysent., § VII); qu'il suffisait qu'elles n'empirassent pas, et que chaque jour on diminuât un peu le mal, quoique, de cette manière, la maladie fût fort longue. Car, si la médecine agissante peut faire du bien, elle peut aussi faire du mal. » Il est possible que, dans les pays froid, où le professeur de Vienne pratiquait cette manière d'agir, il n'y eût pas d'inconvénients, mais nous ne saurions l'adopter aux colonies : là, il faut avoir recours aux plus puissants moyens pour combattre le flux de sang et le faire cesser aussi promptement que possible; là, il ne faut pas se livrer aux soins de la nature médicatrice, mais mettre en usage les remèdes les plus énergiques.

En Europe, comme dans les pays chauds, nous avons vu mettre en action les *affusions froides* sur la surface du corps, ou les lavements avec de l'eau glacée, dans le but de déterminer une sueur abondante, et de rétablir la transpiration cutanée et la souplesse de la peau qui, dans la dysenterie, est desséchée et rugueuse. Sous ce rapport, des topiques froids produisent l'effet désiré, et une copieuse sueur est la conséquence des aspersions d'eau glacée. Néanmoins, ce résultat est nuisible, en général, aux malades, soit que la réaction soit trop violente, les pertes cutanées trop considérables, ou la sueur trop peu prolongée. Nous n'avons jamais observé de résultats avantageux de cette sorte de remède dont les praticiens français ont eu, dit-on, à se louer.

Quand les selles prolongées, la durée du mal ou sa violence ont jeté les malades dans un état profond de faiblesse, qu'il reste une diarrhée épuisante, une sorte de marasme, les moyens précédemment énumérés ne conviennent plus. A cet état adynamique, il convient d'opposer des médicaments capables de relever les forces, donner du ton aux parties. « Dans ce dangereux état de la dysenterie, dit Whitt, lorsque la bouche et les alentours sont menacés d'aphthes, quelquefois même après qu'ils ont paru, j'ai donné avec succès le quinquina. Je faisais auparavant des évacuations nécessaires, suivant l'exigence des cas, sur celle que le malade pouvait supporter, etc. J'ajoutais à une chopine d'une forte décoction de quinquina, trois gros ou une demi-once de confection de cachou. Lorsque l'usage de ce remède resserre, je donne alors la rhubarbe et ensuite la décoction de quinquina; je diminue la dose de la confection de cachou, ou même je la discontinue tout-à-fait. »

Telle est à peu près notre manière d'agir aux climats chauds, où les toniques sont encore plus nécessaires que dans tout autre pays. On sait, en effet, combien le climat par lui-même est débilitant : de sorte que, dès la cessation des caractères de la dysenterie, quand le malade commence à entrer en convalescence, il faut administrer les toniques par les deux extrémités du tube digestif. Quoique plusieurs médecins estimés aient parlé de l'emploi de la *noix vomique* dans la dysenterie, du *nitrate de soude*, de l'*acétate de plomb*, de l'*eau albumineuse* et de certains autres remèdes bien moins actifs encore, nous n'en dirons rien ici, parce que nous les avons vu trop rarement administrer, et que leurs effets n'ont rien d'avantageux.

Nous avons déjà mentionné plus haut l'*ipécacuanha* employé comme vomitif : Pison, beaucoup d'autres auteurs, et beaucoup de médecins du Brésil, ont pour ce médicament une prédilection toute particulière. Cependant les vomitifs, avons-nous dit, ont de tristes effets dans la dysenterie;

et il est probable que, lorsque ce moyen produisait d'heureux résultats, il était poussé jusque dans l'intestin, absorbé en partie, et nullement rejeté en entier par les vomissements. Ce que nous avons observé des milliers de fois nous semble justifier cette manière de voir. Quoi qu'il en soit, la poudre du *cœphelis ipecacuanha* n'en est pas moins un *spécifique* du flux de sang, non en produisant des évacuations, mais *comme altérant*. Arrivé aux colonies, il y a plus de vingt ans, nous fûmes frappé de la différence des résultats obtenus par les médecins français et par les médecins anglais. Ceux-ci n'avaient presque jamais recours aux émissions sanguines ni aux vomitifs; ceux-là usaient beaucoup des antiphlogistiques et quelquefois des évacuants supérieurs.

Nous dûmes nous occuper du traitement employé par les praticiens de la Grande-Bretagne. Voici en quoi il consiste : le malade est d'abord plongé dans un bain très-chaud où il demeure pendant un quart d'heure environ; lorsque les mouvements de la peau sont très-prononcés, on retire le malade du bain, et il est en proie à une abondante sueur. Le sujet et mis dans un lit chaud, et prend ensuite des pilules composées de calomel, ipécacuanha et opium. La formule est ainsi conçue :

Prenez : Calomel 8 grains ou 40 centigrammes.
Ipécacuanha 6 grains ou 30 *idem*.
Opium 1 grain ou 5 *idem*.

Pour faire huit pilules dont une est administrée de deux en deux heures, jusqu'à ce que les symptômes de la dysenterie aient cessé, ce qui a lieu au bout du second ou du troisième jour. Obligé nous-même de traiter un grand nombre de dysentériques au grand hôpital de l'Ile-Bourbon, dont nous avons été un des principaux médecins, nous avons eu de fréquentes occasions d'apprécier les vertus du remède que nous mentionnons.

Nous pouvons ici le soutenir, la composition dont nous parlons nous a *toujours réussi;* et nous sommes conduit à la considérer, comme le font les praticiens anglais, comme un *spécifique de la dysenterie.* La dose des substances renfermées dans ces pilules varie un peu, suivant les cas et les personnes atteintes du flux de sang. Ainsi, chez les individus robustes et sanguins, le nombre des pilules est plus multiplié que chez les sujets faibles nativement ou par suite de la durée du mal ; de même, la dose d'opium de calomel ou d'ipécacuanha est modifiée suivant les circonstances dont l'expérience et l'état pratique donnent la clef plutôt que la théorie. En ceci nous sommes d'accord avec M. le docteur Segond, qui, dans un travail récent, a fait connaître les effets merveilleux de l'ipécacuanha associé à l'opium et au calomel, dont il avait été témoin dans la pratique des médecins anglais qui ont recours à ce moyen depuis plus de cinquante années.

Nous aurions pu penser que le remède dont nous signalons les avantages extraordinaires contre une maladie si grave, pouvait ne pas être aussi favorable à la dysenterie des climats tempérés. Notre séjour en France, pendant cette année, nous a permis de reconnaître qu'il n'en était pas ainsi : chez plusieurs personnes atteintes du *flux de sang*, au Hâvre et à Montpellier, nous avons employé le même moyen, et les mêmes succès sont venus nous prouver sa spécificité pour tous les climats. Quoique spécifique, ce traitement n'exclut point l'usage d'autres moyens secondaires : bien loin de là, si le malade a une constitution forte, un tempérament sanguin ; si la dysenterie est de forme inflammatoire, il faut, comme nous l'avons déjà dit, recourir aux émissions sanguines et aux débilitants. Mais, après l'emploi de ces remèdes fait avec beaucoup de prudence, il faut administrer les pilules dont nous parlons.

Nous avons encore dit que, lorsque le malade est pris d'une forte constipation, les purgatifs doux étaient applicables : dès que les pilules d'ipécacuanha ont arrêté le flux de sang, qu'il existe seulement de la diarrhée, nous avons administré fréquemment une potion composée de cachou, ou de kina et de laudanum ; enfin, quand le malade se trouve dans une faiblesse profonde, nous nous sommes très-souvent félicité de l'usage des toniques, de la serpentaire de Virginie, du quinquina, de la gentiane ; des préparations ferrugineuses, etc. Nous nous étions proposé de joindre à notre dissertation inaugurale un rapport détaillé des nombreux malades que nous avons traités à l'hôpital de l'Ile-Bourbon, et nous aurions facilement prouvé les avantages incontestables du remède spécifique dont nous conseillons l'emploi ; mais des circonstances indépendantes de notre volonté nous ont privé des notes que nous avions recueillies.

Pendant l'emploi du traitement que nous exposons, il est une circonstance fort importante à reconnaître, puisqu'elle permet au medecin de prévoir, non-seulement la guérison rapide du malade, mais encore d'assurer qu'il n'y aura pas de rechutes : ce caractère est la *salivation*. Dès que l'usage des pilules d'ipécacuanha, calomel et opium a produit de la sensibilité extraordinaire des gencives, une excrétion plus abondante de la salive, le médecin est assuré de la réussite du médicament, de la cessation prochaine de la dysenterie. Si celle-ci se dissipe sans salivation, il faut redouter les rechutes que l'on doit combattre par les mêmes remèdes pris à plus forte dose. Dans le but d'obtenir la salivation chez les personnes qui se montrent peu disposées, nous avons employé les frictions mercurielles sur l'abdomen, et nous avons alors déterminé la turgescence des glandes salivaires et la certitude de la guérison radicale du flux de sang.

Nous ne chercherons pas à nous rendre compte du mécanisme par lequel les pilules dont nous parlons produisent de merveilleux effets contre une affection si grave et si généralement rebelle par tout autre traitement. Nous pourrions bien signaler la vertu fondante du calomel et des préparations mercurielles, etc. ; mais nos idées théoriques, peu préférables à beaucoup d'autres opposées, n'auraient aucune influence sur la pratique médicale. D'ailleurs, pour nous, le remède que nous signalons est un véritable spécifique, et l'on sait que, si l'on ne saisit point l'action intime et curatrice des substances thérapeutiques, à plus forte raison de celles des spécifiques.

Je termine ce travail, trop succinct, en engageant mes honorables confrères à employer le médicament dont je viens d'exposer les avantages, et en leur promettant d'aussi nombreux et d'aussi infaillibles succès qu'à moi-même.

FIN.

QUESTIONS TIRÉES AU SORT,

AUXQUELLES LE CANDIDAT DOIT RÉPONDRE VERBALEMENT,

D'après l'arrêté du 22 Mars 1842.

SCIENCES ACCESSOIRES.

De l'acide sulfurique.

ANATOMIE ET PHYSIOLOGIE.

De l'articulation temporo-maxillaire et de ses mouvements.

SCIENCES CHIRURGICALES.

De l'artériotomie.

SCIENCES MÉDICALES.

Des rapports de l'hygiène avec les autres sciences. Des différences qui la distinguent.

FACULTÉ DE MÉDECINE
DE MONTPELLIER.

PROFESSEURS.

MM. CAIZERGUES ❋, Doyen.	*Clinique médicale.*
BROUSSONNET ❋ ✠, Exam.	*Clinique médicale.*
LORDAT ❋.	*Physiologie.*
DELILE ❋.	*Botanique.*
LALLEMAND ❋.	*Clinique chirurgicale.*
DUPORTAL ❋.	*Chimie médicale et Pharmacie.*
DUBRUEIL O. ❋.	*Anatomie.*
DELMAS ❋.	*Accouchements.*
GOLFIN.	*Thérapeutique et Matière médicale.*
RIBES.	*Hygiène.*
RECH ❋.	*Pathologie médicale.*
SERRE ❋.	*Clinique chirurgicale.*
BÉRARD ❋.	*Chimie générale et Toxicologie.*
RENÉ, Présid.	*Medecine légale.*
RISUENO D'AMADOR ❋.	*Pathologie et Thérapeutique générales.*
ESTOR.	*Opérations et Appareils.*
BOUISSON.	*Pathologie externe.*

AGRÉGÉS EN EXERCICE.

MM. TOUCHY.
JAUMES, Exam.
POUJOL.
TRINQUIER.
LESCELLIÈRE-LAFOSSE.
FRANC.
JALAGUIER, Ex.
HUBERT-RODRIGUES.
ALQUIÉ.
DUPRÉ.
ANDRIEU.
CHRESTIEN.
DUMAS.
BROUSSE.

La Faculté de Médecine de Montpellier déclare que les opinions émises dans les Dissertations qui lui sont présentées, doivent être considérées comme propres à leurs auteurs ; qu'elle n'entend leur donner aucune approbation ni improbation.

SERMENT.

En présence des Maîtres de cette École, de mes chers condisciples et devant l'effigie d'Hippocrate, je promets et je jure, au nom de l'Être Suprême, d'être fidèle aux lois de l'honneur et de la probité dans l'exercice de la Médecine. Je donnerai mes soins gratuits à l'indigent, et n'exigerai jamais un salaire au-dessus de mon travail. Admis dans l'intérieur des maisons, mes yeux ne verront pas ce qui s'y passe ; ma langue taira les secrets qui me seront confiés ; et mon état ne servira pas à corrompre les mœurs, ni à favoriser le crime. Respectueux et reconnaissant envers mes Maîtres, je rendrai à leurs enfants l'instruction que j'ai reçue de leurs pères.

Que les hommes m'accordent leur estime, si je suis fidèle à mes promesses! Que je sois couvert d'opprobres et méprisé de mes confrères, si j'y manque!

MATIÈRE DES EXAMENS.

1er Examen. *Physique, Chimie, Botanique, Histoire naturelle, Pharmacologie.*
2e Examen. *Anatomie, Physiologie.*
3e Examen. *Pathologie interne et externe.* (**Opérations.**)
4e Examen. *Thérapeutique, Hygiène, Matière médicale, Médecine légale.*
5e Examen. *Accouchements, Clinique interne et externe.* (Examen prat.)
6e et dernier Examen. *Présenter et soutenir une Thèse.*

www.ingramcontent.com/pod-product-compliance
Ingram Content Group UK Ltd.
Pitfield, Milton Keynes, MK11 3LW, UK
UKHW012122240726
13965UKWH00005B/1913

9 782013 061438